NOTES SUR DEUX CAS

INTÉRESSANTS

D'OBSTÉTRIQUE

ET SUR UN CAS

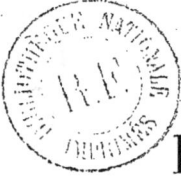

DE TÉRATOLOGIE

Par M. le Docteur TOUJAN,

MÉDECIN ACCOUCHEUR DE L'ASSISTANCE PUBLIQUE DE TOULOUSE

Lauréat de l'Ecole de médecine (Prix Lasserre, Médaille d'Or).
Lauréat de la Société de médecine, chirurgie et pharmacie de Toulouse
(Médaille d'Argent, 1892).

———

Mémoires couronnés par la Société de médecine, chirurgie et pharmacie
de Toulouse (Rappel de Médaille d'Argent, 1894).

———

TOULOUSE

LIBRAIRIE CENTRALE	IMPRIMERIE
M. ARMAING,	J.-M. PINEL,
Rue St-Rome, 44.	Place St-Georges, 12.

1894.

NOTES SUR DEUX CAS

INTÉRESSANTS

D'OBSTÉTRIQUE

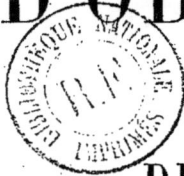

ET SUR UN CAS

DE TÉRATOLOGIE

Par M. le Docteur TOUJAN,

MÉDECIN ACCOUCHEUR DE L'ASSISTANCE PUBLIQUE DE TOULOUSE

Lauréat de l'Ecole de médecine (Prix Lasserre, Médaille d'Or).
Lauréat de la Société de médecine, chirurgie et pharmacie de Toulouse
(Médaille d'Argent, 1892).

———

Mémoires couronnés par la Société de médecine, chirurgie et pharmacie
de Toulouse (Rappel de Médaille d'Argent, 1894).

———

TOULOUSE

LIBRAIRIE CENTRALE	IMPRIMERIE
M. ARMAING,	J.-M. PINEL,
Rue St-Rome, 44	Place St-Georges, 12.

1894.

INTRODUCTION

———

Nous avons réuni en une même brochure trois cas qui se sont présentés à notre observation dans notre clientèle et que nous avons cru devoir publier à raison de leur intérêt propre et de l'enseignement qui s'en dégage.

On verra d'abord que nous n'avons pas hésité à pratiquer chez une femme à bassin étroit l'opération de la *symphyséotomie*. Nous sommes persuadé que les bons résultats de cette intervention gagneraient à être connus de nos confrères. Il faudrait que tout le monde sache que c'est là une opération inoffensive et sans danger pour les malades, opération qui put se terminer heureusement il y a plus d'un siècle, alors que l'antisepsie n'existait point et qui, *à fortiori*, doit être féconde en bons résultats à une époque où les travaux des bactériologistes ont permis aux chirurgiens de n'avoir plus à redouter d'infection.

C'est en nous inspirant de ces mêmes principes antiseptiques que nous avons traité une hémorrhagie grave par des injections de sérum artificiel.

A notre avis, le médecin ne doit pas hésiter devant l'emploi des grands remèdes, et le succès couronnera ses efforts, s'il apporte avec la propreté et la science indispensables à l'opération la plus bénigne, la conviction de sa propre valeur.

Il est aisé de voir qu'il n'est pas besoin, pour faire bien, d'une installation spéciale d'étuves ou d'appareils dispendieux.

Si nos confrères veulent bien se souvenir que la première ovariotomie fut faite à la campagne par un humble praticien du nom Woycikowki et qu'elle donna entre ses mains des résultats magnifiques, seront convaincus du bien fondé de notre opinion. Voilà pourquoi nous avons cru pouvoir dire que nos observations présentaient non-seulement de l'intérêt scientifique, mais encore un enseignement pour les praticiens.

Les résultats que nous avons obtenus sont la justification de nos dires.

Nous avons ajouté à ce double travail un mémoire sur un cas de *spina-bifida* dont nous avons aussi donné lecture à la Société de médecine, chirurgie et pharmacie de Toulouse.

Il nous a paru bon de montrer combien on gagnerait à faire toutes les nécropsies de tous les enfants morts-nés. Ainsi pourraient être découvertes les malformations intéressantes qui passent inaperçues à cause du peu d'intérêt que l'on porte en général à rechercher la nature intime des lésions qui ont engendré la mort. On verrait sans

doute, en agissant ainsi, que les cas de térato-
logie sont moins rares qu'on ne le pense et on
réussirait peut-être, en les surprenant dans leur
développement, à établir l'étiologie de certaines
affections congénitales dont nous ignorons la cause
parce que cette cause se produit pendant la gesta-
tion ou peu après la naissance, et parce que on
ne fait pas en général les autopsies des fœtus.

Le médecin ne doit pas se borner à une action
thérapeutique, il doit se rendre compte des phé-
mènes qui produisent la maladie ou amènent la
mort; se rendre compte de tout ce qui est permis
d'observer, telle a été toujours la ligne de conduite
dont nous ne nous sommes jamais départi et nous
n'avons eu qu'à nous en féliciter.

Dʳ TOUJAN.

Toulouse, 15 mai 1894.

UN CAS DE SYMPHYSÉOTOMIE SOUS-PÉRIOSTÉE

AVEC SUCCÈS POUR LA MÈRE ET L'ENFANT. (1)

La question de la symphyséotomie a soulevé dernièrement des discussions assez vives à la Société obstétricale de France. M. le Professeur Fochier, malgré quelques restrictions, n'a pas hésité à déclarer que le retour à la symphyséotomie constitue un progrès et un grand progrès.

« Ce n'est pas seulement l'obstétrique, dit-il, mais l'humanité qui doit être reconnaissante aux deux hommes qui ont contribué à cette restauration d'une opération conservatrice des vies humaines. Notre reconnaissance doit tout d'abord s'adresser à Morisani qui, avec une clairvoyance et une tenacité admirables, a su persévérer dans la pratique de cette opération, discréditée par ses revers plutôt que par son inefficacité.

« Elle doit ensuite aller à Pinard dont le sens et l'expérience cliniques ont dirigé les premières applications de cette vieille nouveauté, dont la voix autorisée a su comme une trompette éclatante porter la bonne nouvelle aux quatre coins du globe. »

Son chef de clinique M. le Dr Tellier, ayant perdu une malade à la suite de cette opération, se demande si celle-ci peut être pratiquée par tous les médecins en ville et à la campagne, si la craniotomie et la basiotripsie ont vécu et doivent être rayées du cadre des opérations obstétricales.

(1) Mémoire lu à la Société de médecine, chirurgie et pharmacie de Toulouse, dans la séance du 3 novembre 1893.

La symphyséotomie serait pour l'Ecole lyonnaise exclusivement réservée aux cliniques, mais ne serait pas susceptible de généralisation. Ce n'est pas notre avis, et l'observation suivante montre suffisamment les grands avantages offerts par la symphyséotomie-forceps même chez les malades indigents, traités à domicile.

La femme Marie A..., âgée de 28 ans, marchande d'oranges, demeurant à St-Roch, banlieue de Toulouse, est née dans les provinces basques. Sa mère serait morte en lui donnant le jour, souvenir qui n'est pas sans effrayer la malade. Cette femme a été réglée à 14 ans, un peu tard pour le pays où elle habitait; elle a marché à 3 ans et a eu la fièvre typhoïde à 10 ans. Mariée à 22 ans, réglée régulièrement. En outre de sa taille au-dessous de la moyenne (1 m. 33 c.) le sujet présente des signes caractéristiques de rachitisme léger génu-valgum, légère scoliose à droite dans la région dorso-lombaire, avec cyphose dorsale, démarche de canard comme dans la luxation congénitale double de la hanche, goître peu volumineux, légère exopthalmie.

Elle en est à sa seconde grossesse, mais j'ai eu l'occasion de l'assister dans son premier accouchement sur lequel je serai très bref. Le 19 mars 1890, Mme Loubens, sage-femme du Bureau de bienfaisance de Toulouse, venait me chercher pour donner mes soins à la femme A....

Le travail durait depuis 48 heures, la poche des eaux était rompue et la tête d'un fœtus mort était légèrement amorcée au détroit supérieur.

Saisissant cette tête avec le forceps Tarnier, suivant le diamètre occipito-frontal, je fais en vain plusieurs tractions pour engager cette tête dans l'excavation. Je pratique séance tenante la basiotripsie avec le basiotribe de Tarnier. Le fœtus était du sexe masculin et à terme. Tout se passa bien, et la parturiente fut vite rétablie. Néanmoins je l'engageai à venir me voir au cas où elle redeviendrait enceinte, car j'avais à faire à un bassin généralement rétréci et dont le diamètre promonto-sous-pubien mesurerait 7 centimètres 1/2, incapable par conséquent de laisser passer la tête d'un fœtus à terme et bien conformé. Le 5 août 1892, la femme A.... vint me trouver dans mon cabinet où je pus l'examiner complètement. Elle était enceinte de 8 mois, ses règles n'avaient pas reparu depuis le 1er janvier 1892.

Le ventre était volumineux, déjeté en avant, le fœtus se présentait par le siège, tête à droite, dos à droite et en arrière. Le maximum des battements fœtaux s'entendait à 3 centimètres au-dessus et à droite d'un plan horizontal passant par l'ombilic. Les jambes, les grandes et les petites lèvres étaient un peu œdématiées ; les urines renfermaient une certaine quantité d'albumine.

Par le toucher je m'assurai que les parties fœtales étaient très éloignées et le col très élevé.

J'explorai la cavité pelvienne atteignant sans aucune difficulté le promontoire avec l'index droit. J'étais en présence d'un bassin généralement rétréci avec symphyse pubienne projetée en dedans.

L'enfant se présentait, comme je l'ai dit, par le siége ; or le lendemain, lorsque je voulus faire la version, je trouvai, à mon grand étonnement, une présentation du sommet, il s'était fait une mutation spontanée du fœtus.

Je conseillai à la malade de garder deux ou trois jours le lit et de venir me voir, ce qu'elle ne manqua pas de faire quinze jours plus tard et je m'assurai que la présentation n'avait pas changé.

Le 9 septembre, vers deux heures du matin, je fus appelé par Mme Loubens. Ma cliente était en travail depuis huit heures. le fœtus se présentait par le sommet, mais ce dernier n'était nullement engagé et le col dilaté à 2 francs laissait sentir la poche des eaux intacte.

Couchée sur un lit très bas, fait de quelques planches servant de couche commune à toute cette famille, composée de six personnes, dans un coin d'une grange où le jour ne pénétrait que par une porte basse, sans feu, au milieu d'une atmosphère puante, la femme A.... ne pouvait contenir ses cris tant ses douleurs étaient vives.

Depuis plusieurs années j'ai l'honneur d'être médecin accoucheur du Bureau de bienfaisance, fonctions qui me permettent trop souvent, hélas ! de voir de près la misère et tout ce qu'elle a d'horrible et de déchirant ; je puis d'ailleurs me glorifier d'avoir créé à Toulouse un service d'assistance pour les accouchements laborieux qui réclament l'intervention à domicile chez les gens pauvres. Cependant je ne m'étais jamais encore trouvé en face d'un tel dénûment.

Je fis aussitôt bouillir quinze litres d'eau dans un grand chaudron qu'une voisine avait bien voulu prêter.

Tout fut préparé en vue d'une intervention. A cinq heures du matin la dilatation du col n'a pas augmenté ; à onze heures elle est à 5 francs ; les contractions sont énergiques et ont lieu à un quart d'heure d'intervalle.

La femme est tantôt levée, tantôt couchée ; à onze heures du soir la dilatation est légèrement augmentée ; les battements fœtaux sont bons et réguliers ; à dix heures du soir, la tête s'est légèrement engagée ; je lave le vagin avec l'eau de savon et la solution de sublimé 1/2000, puis je quitte la malade en recommandant à la sage-femme de m'appeler dès que la dilatation serait complète.

Le 11 septembre, à onze heures du matin, la parturiente réclame à grands cris qu'on la délivre ; la poche des eaux n'est pas rompue et le travail est très lent, mais le fœtus va bien et j'attends.

Le 12 septembre, à huit heures du matin, accompagné d'un confrère et de deux étudiants en médecine, externes des hôpitaux, je me décide à intervenir devant la lenteur du travail qui semble s'arrêter et la condition excellente de la mère et du fœtus.

La tête n'avançait plus, les battements fœtaux étaient bons ; le travail durait depuis plus de cinquante heures, il fallait essayer de sauver l'enfant sans faire courir trop de riques à la mère.

J'allais pratiquer la symphyséotomie, la première qui ait été faite à Toulouse, dans un milieu dépourvu de tout ce qui est nécessaire à une opération et où j'ai dû faire feu de tout bois.

Parmi les nombreux services qui se sont offerts spontanément, je dois citer celui d'une dame de charité qui me fut d'une grande utilité.

La femme A.... avait énergiquement refusé d'aller à l'hôpital. A dix heures du matin la malade ayant une température axillaire de 39° est anesthésiée au chloroforme et la toilette du champ opératoire étant faite, nous la plaçons sur une table. Je romps la poche des eaux et je veux m'assurer avant de commencer l'opération, qu'il est impossible d'appliquer le forceps, la tête étant OIDA.

Celle-ci est tellement enclavée que l'introduction des branches est impossible.

Je vide la vessie en laissant la sonde métallique à demeure.

Deux aides maintiennent les cuisses symétriquement écartées et en abduction. Je fais à la peau une incision commençant à 2 centimètres au-dessus de la symphyse du pubis et perpendiculaire au clitoris; mais arrivé à la racine de ce dernier, j'oblique mon incision à droite pour éviter de blesser les vaisseaux de cet organe; néanmoins une petite artériole donne un peu de sang et m'oblige à placer une pince hémostatique. J'incise le tissu cellulaire de haut en bas à petits coups, mettant à nu l'aponévrose que je sectionne dans l'intervalle des muscles grands droits. Au point le plus élevé de mon incision, j'enfonce l'index gauche dans le tissu cellulaire, à la partie supérieure de la symphyse, et sur ce doigt comme conducteur, j'introduis une sonde cannelée pour libérer le tissu prévésical adhérant à la face postérieure de l'os. J'arrive ainsi à dénuder celle-ci et à pouvoir enfoncer deux doigts jusqu'au tiers supérieur de la branche descendante du pubis.

Je remplace alors la sonde cannelée par la sonde rugine d'Ollier, après avoir ainsi dénudé non-seulement la face postérieure de la symphyse, mais encore les parties latérales.

Je rugine le périoste de la face postérieure de la symphyse et de la branche descendante du pubis au niveau du ligament sous-pubien.

Avec un bistouri court et solide tenu horizontalement, je sectionne la partie supérieure de la symphyse en empêchant les échappées de la pointe appuyée contre la pulpe de mon index gauche.

Contournant la face postérieure de la symphyse avec cet index gauche recourbé en crochet, je continue la section jusqu'à la partie moyenne, mon bistouri étant tenu horizontalement et la pointe venant buter contre mon index gauche.

Alors reprenant la sonde rugine d'Ollier tenue parallèle à la symphyse dont elle contourne très exactement la face postérieure par son extrémité recourbée dont la convexité regarde le clitoris qu'elle protège, j'achève la section de la symphyse. Pendant ce temps les deux aides maintenaient solidement les os iliaques pour éviter un écartement trop brusque.

Aussitôt la symphyse sectionnée, il s'est produit un écartement spontané de 0,025 millim. La sonde rugine d'Ollier a une courbure qui s'adapte merveilleusement à la face postérieure de la symphyse et permet de dénuder largement la couche périostée derrière le pubis en évitant de blesser la vessie, le bulbe, le clitoris et les vaisseaux si nombreux de cette région. Le Dr Tellier, chez sa malade, eut une hémorragie en nappe très difficile à arrêter, et ce n'est que plus tard qu'il pensa aux avantages de la méthode sous-périostée pour diminuer les craintes de l'hémorragie. Je me suis très bien trouvé de l'emploi de la sonde rugine d'Ollier ; grâce à elle j'ai pu terminer aisément mon opération sans avoir presque une seule goutte de sang.

M'étant ainsi fait de la place, je fais une application du forceps Tarnier, sur la main gauche enfoncée jusqu'au niveau du détroit supérieur où elle va saisir la partie postérieure de l'occiput, je fais pénétrer la branche droite, sa concavité dirigée vers l'occiput, et je la confie à un aide, l'entablure étant au niveau de la vulve. Introduisant la main droite dont le dos presse fortement sur le périnée jusqu'au détroit supérieur, je fais glisser la branche gauche, puis par un mou-

vement de spire j'amène la concavité de la cuiller dans le
crâne fœtal.

Articulation. C'était une application dans une occipito-
iliaque droite antérieure, oblique par rapport au bassin, et
direct par rapport à la tête fœtale saisie dans son diamètre
bi-pariétal.

Les deux aides maintenaient toujours solidement les parties
latérales du bassin ; j'opère avec mon forceps des tractions
lentes et modérées, la tête descend sur le plancher périnéal
où je la laisse dix minutes pour permettre à ce dernier de se
distendre complètement et pour éviter la rupture brusque des
articulations sacro-iliaques. Pendant cette manœuvre les contractions utérines se sont reproduites avec énergie et j'ai dû
retenir la tête fœtale pour empêcher une expulsion trop
brusque. Relevant alors le manche du forceps, je dégage la
tête et termine l'accouchement. Durant toutes ces manœuvres,
j'ai mesuré l'écartement des symphyses. Nous avions obtenu
6 centimètres d'écartement lorsque la tête se trouvait en
occipito-pubienne.

L'enfant, du sexe masculin, est en état de mort apparente,
mais quelques insufflations à l'aide du tube de Chaussier le
rappellent bien vite à la vie.

Délivrance artificielle, lavage intra-utérin avec la sonde de
Budin et une solution de sublimé à 1/2000. Après la sortie
de la tête, les deux extrémités de la symphyse se rapprochent
exactement ; je fais deux points de suture osseux mis au
catgut, sur parties molles également suturées au catgut.
Comme pansement une pièce de gaze iodoformée par-dessus
laquelle se place une couche épaisse de coton boriqué entourant
toute la ceinture ; taffetas gommé par-dessus.

Comme bandage, je me suis servi de précaoutchouc, sorte
de toile de commerce, fortement amidonnée, résistante,
rendue malléable en la plongeant dans l'eau chaude,

J'entoure ainsi complètement le bassin, mais le lendemain
je pratique une ouverture au niveau de la symphyse pour
surveiller le pansement. L'opération avait duré une heure et

demie, l'enfant pesait 4 kilog. 100 et mesurait 56 centimètres.
Voici les diamètres et les circonférences céphaliques mesurées
immédiatement après l'accouchement.

1° Diamètre bi-pariétal........... 97 mm
» Mento bregmatique. 97
» Mento frontal........ 85

2° Circonférence occipito-mentonnière. ...,.... 38 centim.
» occipito-frontal............... 36
» sous-occipito bregmatique... 26
» mento bregmatique.......... 27
» mento frontal............... 22

Placenta inséré à droite.

Le cordon a 75 cent. de long ; il est variqueux, inséré en
raquette.

L'enfant fut aussitôt après sa naissance placé en nourrice.
Les suites de l'opération furent excellentes, le soir même à
cinq heures, la température axillaire était de 38°. Le cathétérisme amena l'évacuation d'un demi-litre d'urine roussâtre.
Dans la nuit, la malade urina seule malgré ma défense
expresse.

La température, prise deux fois par jour pendant douze
jours consécutifs, n'a jamais dépassé 37°5 ; onze jours après
l'opération j'enlevai le pansement et refis le bandage ; les
catguts avaient presque entièrement disparu et il y avait eu
une réunion par première intention.

Dix-neuf jours après l'opération, la malade se lève, toujours
munie de son bandage que je dus encore refaire deux fois.

Le 1er novembre 1892, elle quitte son bandage et reprend
ses occupations pénibles dont l'une consiste à pousser, toute
la journée, un chariot plein d'oranges dans les rues de la
ville.

Cinq mois plus tard, je la fis venir dans mon cabinet pour
faire la mensuration du bassin. Les voici :

Hauteur de la symphyse pubienne. 45 mm

Diamètre promonto pubien......... 7 cent. 5^{mm}
   »   coccy-pubien...,............ 9
   »   bisciatique...............,... 8
   »   bis-ischiatique............. 9

Tels sont les diamètres du bassin. Quant aux diamètres obliques, je n'ai pu les évaluer exactement, mais eux aussi étaient notablement rétrécis. L'enfant est aujourd'hui très bien portant, et la symphyséotomie-forceps pouvait seule me donner un pareil résultat.

M. le Dr Tellier avoue avoir blessé une artère du volume de la radiale au moins, qui est appliquée contre la branche descendante du pubis à droite. Il n'a pas songé à employer la rugine pour détacher le périoste et faire une ligature médiate. C'est le tort qu'il a eu. Chez ma malade, je sentais cette artère battre vigoureusement sous mon doigt, et j'ai évité de la blesser, d'abord parce que je l'avais reconnue et ensuite parce que je décollai le périoste avec la sonde rugine d'Ollier. A ce moment-là je ne connaissais pas l'observation de mon confrère de Lyon et j'avais pris toutes mes précautions pour éviter les accidents qui ont entraîné la mort de sa malade.

Ces accidents, il les signale lui-même avec une franchise que je voudrais trouver chez tous les médecins, afin que les fautes nous servent de leçons. Quel est donc celui d'entre nous qui n'en commet aucune? L'observation que je viens de rapporter prouve que la symphyséotomie est une opération que l'on peut exécuter partout, même dans les conditions les plus défavorables, et qui n'exige pas l'entrée des indigents à l'hôpital. Beaucoup préféreraient succomber plutôt que de venir réclamer les soins éclairés des maîtres d'une clinique d'accouchement. Tel était le cas de ma malade à qui j'avais conseillé à maintes reprises d'entrer à l'Hôtel-Dieu; tous mes efforts furent vains. Fallait-il alors sauver la mère et faire périr un enfant à terme, plein de vie, par une nouvelle basiotripsie? Je ne veux pas rechercher quelle eût été ici la conduite de beaucoup d'autres, mais je voulus sauver à la fois deux existences, malgré les difficultés sans nombre contre lesquelles j'ai dû lutter, entraîné vers un but de pure moralité, et aussi poussé par le désir de juger par moi-même de la valeur de la symphyséotomie. Certes, si je devais m'en tenir à ce seul résultat, j'oserais dire que c'est une opération merveilleuse ; mais en attendant de posséder d'autres observations, je me range volontiers parmi ses partisans. La sonde rugine d'Ollier m'a permis de faire une symphyséotomie sous-périostée sans risquer d'intéresser les parties voisines.

Cet instrument peut rendre de grands services et je le recommande à mes confrères en pareil cas.

Sans doute j'aurais pu faire l'accouchement artificiel prématuré, puisque je connaissais la malade et les difficultés, l'impossibilité même pour elle d'accoucher à terme. C'est vrai, mais ma cliente était dans la misère. Jusqu'au dernier jour de sa grossesse, je dirais, si j'osais, jusqu'au moment de mettre bas son enfant, elle était, dis-je, obligée de travailler, de pousser sa cariole dans la rue pour faire vivre ses parents infirmes ; et ensuite quels soins de tous les instants ne faut-il pas aux parturientes que l'on fait accoucher artificiellement ? et qui aurait pu les donner à cette malheureuse n'ayant d'autres ressources que son travail de chaque jour. S'il est facile de faire des objections, il est plus difficile de résoudre de telles difficultés.

Telle a été ma conduite, et je ne crains pas de dire que je recommencerai si l'occasion se présente de nouveau. Sauver l'enfant, sans mettre en péril la vie de la mère, n'est-ce pas la meilleure justification d'une tentative de ce genre ?

SPINA-BIFIDA, HYDROCÉPHALIE

ET DOUBLES PIEDS-BOTS

Chez un enfant mort-né (1).

Le 27 octobre 1893, j'étais appelé auprès de Mme B...., culottière, âgée de 21 ans, demeurant avenue de Muret, 159, en travail depuis environ 48 heures.

Des renseignements fournis par Mme Justaud, sage-femme du Bureau de Bienfaisance, qui assistait la parturiente depuis le début de l'accouchement, j'appris que cette dernière était primipare, qu'elle n'avait aucun antécédent héréditaire méritant d'être signalé, qu'elle avait marché à seize mois, vu ses premières règles à douze ans, et ses dernières le 15 décembre 1892, soit dix mois auparavant ; qu'elle avait eu la rougeole à dix ans, une fièvre typhoïde à dix-sept ; enfin qu'au cours de sa grossesse, elle avait fait une chute au troisième mois, sans éprouver aucun phénomène douloureux.

Le 26 octobre, à 8 heures du matin, après une nuit assez bonne, elle avait senti les douleurs devenir plus énergiques et plus rapprochées. A ce moment l'enfant se présentait par le sommet ; le ventre était déjeté en avant, l'engagement n'était pas commencé, on sentait les parties fœtales ; au détroit supérieur, la poche des eaux intacte, la dilatation à cinq francs.

---

(1) Mémoire lu à la Société de médecine, chirurgie et pharmacie de Toulouse, dans la séance du 11 janvier 1894.

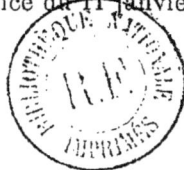

et les battements du cœur fœtal peu perceptibles. La nuit du
26 au 27 octobre avait augmenté l'énergie des contractions et
l'importance de la dilatation. Enfin, à dix heures du matin,
un effort plus considérable ayant déterminé la rupture de la
poche des eaux et l'engagement céphalique, on avait résolu
de me prévenir.

C'est dans ces conditions que j'arrivais à deux heures de
l'après-midi auprès de la parturiente, femme de taille moyenne,
brune et fortement musclée; que je trouvais dans son lit couverte de sueur et en proie à des contractions utérines qui
venaient de recommencer après une heure de repos, si vives
qu'elle en avait les yeux hagards, son bassin était normalement
conformé. L'examen de son pouls donnait 130 pulsations à la
minute. La température axillaire s'élevait à 39°, la vaginale
à 42° 8, au rectum 42° 8. L'utérus était ligneux, et le cœur
du fœtus ne s'entendait plus.

Au toucher vaginal on trouvait l'excavation remplie par un
corps mou, donnant la sensation d'une outre pleine de liquide
et impossible à reconnaître. Après asepsie complète de mes
mains et des organes génitaux externes de la malade, pour
arriver à un diagnostic précis, j'essayai de faire pénétrer ma
main, pressant fortement sur le périnée, aussi loin que possible, dans la gouttière pelvi-génitale, en l'engageant entre
les parois vaginales et le corps déjà signalé.

Je ne pus arriver qu'à la partie moyenne de l'excavation,
ce corps la remplissait exactement. En retirant ma main, j'eus
cependant très nettement la sensation que je touchais une
oreille du fœtus; je contournai ensuite, mais en vain, la partie
fœtale pour essayer d'atteindre la bouche.

Pendant cette manœuvre, une quantité assez considérable
de méconium s'écoula le long de mon bras. En raison de ce
fait, je portai comme diagnostic : présentation du sommet avec
hydrocéphalie, enfant mort, et je me disposais à intervenir,
car les contractions avaient repris avec une telle force, qu'une
rupture utérine me paraissait imminente. Au reste, la partu-

riente ne demandait qu'une chose : « être délivrée le plus tôt possible ! ».

Après asepsie, je fis sans anesthésie une application du forceps Tarnier, directe par rapport au bassin et à la tête fœtale.

Bien entendu, il me fut impossible d'introduire ma main et de servir de guide à l'instrument aussi haut que je l'aurais voulu. Je pus cependant charger le forceps, serrer la vis de pression, exercer quelques tractions, qui permirent à ma main de reconnaître la partie fœtale saisie, et contrôler l'application, que je trouvai d'ailleurs bien faite, et essayer d'attirer la tête en bas. Elle ne suivait pas, et devant la menace de déraper, je fus contraint de dévisser mon forceps pour en faire une seconde application.

Je songeais bien à une perforation du crâne ou à la basiotripsie ; mais comment introduire les instruments nécessaires jusqu'à une hauteur raisonnable. La cuillère du basiotribe de Tarnier ne serait jamais arrivée assez haut dans l'excavation pour permettre une intervention avec elle. Quant à la perforation du crâne, j'avoue qu'en présence des gens qui m'entouraient, exaspérés par les plaintes et les cris de la patiente, autant que par la vue de l'appareil chirurgical qu'il fallait employer, terrifiés par le spectacle auquel ils assistaient pour la première fois, je ne crûs pas devoir le faire de ma propre autorité.

Autre chose est d'exécuter des manœuvres obstétricales, pour si sanglantes qu'elles soient, dans une salle de clinique, que de les mettre en pratique dans une clientèle de faubourg.

On me refusa net l'anesthésie de la malade et toute autre intervention que le forceps.

Je dus faire une nouvelle application de l'instrument, aussi inutile que la première. Cependant, grâce à ma vis de pression, je réduisis suffisamment le volume de la tête fœtale, l'anneau vulvaire rigide qui lui opposait une résistance absolue.

Nouvelle application du forceps qui menaçait à nouveau

de déraper cette fois après une légère attente. Les contractions utérines continuaient toujours, ma main pénétra dans l'excavation, et mon forceps, bien amarré et régulièrement chargé, parvint à dégager par des tractions en avant et en bas, la moitié de la tête fœtale allongée en pain de sucre. Je dévissai mon forceps ; j'introduisis ma main le long du plancher périnéal jusqu'à la bouche du fœtus dans laquelle mes doigts entrèrent recourbés en forme de crochet et la tête fut extraite tout entière. Pendant ces manœuvres, la parturiente, qui s'épuisait en louables efforts, me reprochait mon inertie. La fin de l'accouchement fut normale, laissant le périnée intact, sauf une légère déchirure de un centimètre à la fourchette.

La délivrance ne présenta rien d'extraordinaire. Le placenta pesait un kilogramme et avait un cordon variqueux inséré en raquette.

Examen du fœtus. — Voici le résultat des observations que j'ai faites avant et pendant l'autopsie du fœtus en présence de Mme Justeau, et après que M. Facchinetti, photographe, eut pris une épreuve du corps.

Enfant du sexe masculin, poids 4,500 gr., longueur totale 0^m60, tête allongée en pain de sucre, front proéminent en avant, dans la région dorsale, orifice communiquant avec le canal vertébral, double pied-bot (varus equin).

A l'autopsie faite, après les formalités d'usage, le lendemain de l'accouchement, la rigidité cadavérique existait.

Les malformations céphaliques et vertébrales, ayant spécialement attiré mon attention, j'ai fendu le cuir chevelu, décollé déjà des rares os et pénétré dans la cavité crânienne. Les dimensions de la tête n'ont pas été prises à cause de la déformation dont elle était l'objet pendant les manœuvres obstétricales. Il y avait absence totale de liquide dans la cavité crânienne, l'occiput était à demi formé et divisé en deux segments irréguliers. Les pariétaux n'avaient que 0,04 c. de diamètre.

minces, se divisant au moindre effort entre les doigts, la table interne de l'os à peine formée, on remarquait seulement quelques îlots de diploé. Le frontal était petit avec bosse plus accusée que de coutume. Les sutures et les fontanelles sont considérablement élargies. Il existe une légère exophtalmie double. Le cerveau est peu volumineux et à circonvolutions peu accusées. En pratiquant des coupes, j'ai trouvé les ventricules énormément dilatés. Les vestiges de la faulx du cerveau, la tente du cervelet faisait entièrement défaut, le trou de Monroé considérable, et établissant une large communication entre le quatrième ventricule et les ventricules latéraux. Le cervelet était à demi atrophié.

Le cuir chevelu, sur lequel je dois revenir pour fournir quelques détails complémentaires, était dépourvu de poils, plus épais que de coutume, dur, rouge, avec une vascularisation arborescente, faisant croire à une inflammation ayant existé pendant la vie fœtale.

Une incision perpendiculaire de l'atlas au coccyx, le long de la colonne vertébrale, nous montre de chaque côté de la ligne médiane une série de tubercules osseux superposés comme les grains d'un chapelet correspondant aux moignons des arcs vertébraux incomplets.

Le canal vertébral ouvert semble plus large que d'habitude. La huitième vertèbre dorsale est remplacée par un orifice laissant pénétrer le petit doigt à cinq centimètres de profondeur et se perdant à la peau en forme de gouttière et non de tumeur, gouttière ayant une longueur de 0^m16 dirigée en bas vers la région lombaire.

La peau est de couleur jaune sombre, on la dirait infiltrée d'un liquide probablement de nature sanguine, sans doute celui de la tête.

La moelle existait normalement avec la dure-mère.

L'arachnoïde manquait jusqu'au niveau de l'orifice vertébral. Le canal de l'épendyme offrait une dimension assez considérable, à peu de chose près, celle de la plume d'un corbeau. Au-dessous, en examinant la vertèbre suivante, on ne trouvait même plus trace de canal vertébral ; les corps vertébraux seuls persistaient en avant. Plus bas, la queue de cheval reprenait jusqu'au coccyx.

J'ai remarqué une série de quatorze ou quinze nerfs épineux longeant la gouttière vertébrale et se reconstituant en faisceaux (queue de cheval) sur la deuxième vertèbre lombaire, à l'endroit où le trou vertébral s'ouvrait.

Les organes thoraciques et les intestins n'ont présenté rien de particulier. Le cœur me parut plus petit qu'on ne l'observe chez un enfant de cet âge.

Les suites de couches furent normales et complètement apyrétiques.

Dans l'observation qui précède, le plus grand intérêt s'attache, à mon avis, non à la manœuvre obstétricale qui m'a permis de réduire le volume de la tête et de l'extraire par les voies naturelles, mais bien à la description de ces malformations multiples que j'ai rencontrées chez le même fœtus.

Des trois vices de conformation rencontrés chez cet enfant mort-né : hydrocéphalie, spina-bifida et pieds-bots, je retiendrai surtout les deux premiers, les deux plus graves, les plus importants, ceux qui présentent entr'eux un lien pathogénique incontestable.

La description d'hydrocéphalie chez ce fœtus correspondait à peu près aux descriptions classiques. L'accumulation de liquide s'était faite non contre la surface du cerveau et de la dure-mère (hydrocéphalie externe). ce qui est le cas le plus rare, mais bien dans l'intérieur des cavités ventriculaires (hydrocéphalie interne) énormément distendues.

La lésion vertébrale constitue, dans mon observation, une véritable rareté. Il s'agit incontestablement d'un spina-bifida, ou fissures vertébrales.

Cette lésion, due à un arrêt de développement qui frappe les apophyses épineuses et les arcs postérieurs des vertèbres, a pour résultat d'ouvrir en arrière le canal vertébral, et presque toujours, à travers cette fissure osseuse, une tumeur herniaire, forme la moelle, ses enveloppes et une quantité variable de liquide. Cette tumeur mérite le nom d'hydrorachis, et comme elle est la compagne presque inséparable de la fissure vertébrale ou rachischisis, on a l'habitude de confondre dans une dénomination unique ou spina-bifida, la fissure osseuse et la tumeur myelo-méningitique.

Ce qu'il y a de remarquable dans mon cas, c'est l'absence de tumeur, c'est l'existence pure et simple de la fissure vertébrale ou raschischisis. Nous verrons dans un instant comment s'explique cette absence de tumeur.

Si maintenant nous considérons les rapports de la moelle avec l'ouverture osseuse, nous voyons que c'est non avec la surface extérieure de la moelle, mais avec le canal épendymaire distendu que la communication s'établit.

Or, ces faits très rares correspondent à des arrêts de développement qui ont atteint l'axe nerveux à une époque très précoce de son évolution, au momont même de la formation des feuillets blastodermiques.

De même que le liquide siégeant dans le cerveau dans l'intérieur des cavités ventriculaires, il occupait aussi dans la moelle la cavité épendimaire et le liquide céphalo-rachidien circulait librement dans cette vaste cavité encéphalo-médullaire, constituant ainsi une hydrocéphalie et un hydrorachis intérieur.

L'arrêt de développement a donc frappé la moelle d'abord, l'arc postérieur des vertèbres lombaires, les muscles et la peau. L'arrêt d'évolution a été précoce, profond et total.

Rien n'est difficile comme d'apprécier les causes qui entraînent ces arrêts de développement. Mais il me semble que dans mon cas, la coexistence de l'hydrocéphalie me permet d'émettre une hypothèse pouvant fournir une explication satisfaisante.

Le liquide accumulé dans les ventricules cérébraux pénètre par l'aquéduc de Sylvius dans le quatrième ventricule, de là dans le canal épendymaire.

La pression excentrique que développe sa présence rompt la moelle en arrière.

Les enveloppes de moelle elle-même, par leur hernie, s'opposent à la soudure des arcs vertébraux postérieurs et à la formation de l'enveloppe cutanée. Rompues elles-mêmes bientôt en cédant à la pression excentrique, elles permettent une large communication entre la cavité centrale de la moelle et l'extérieur.

Tel est le lien pathogénique que je voulais établir entre l'hydrocéphalie et le spina-bifida, et telle est aussi la raison principale qui m'a décidé à publier cette observation.

PLACENTA PRŒVIA

AYANT ENTRAINÉ UNE HÉMORRAGIE GRAVE (1)

Traitement par injections intra-veineuses de sérum artificiel.

En présence d'une hémorrhagie grave qui menace immédiatement l'existence, le médecin ne peut pas et ne doit pas rester inactif et assister à l'extinction d'une vie qu'il pourrait sauver par une intervention rapide et décisive. Le médecin qui a à sa disposition ce merveilleux moyen qui s'appelle l'injection du sérum dans le système circulatoire, ne se considèrera jamais comme désarmé, et souvent la considération d'une existence déjà gravement compromise, le récompensera de ses efforts.

Dans ma pratique d'accoucheur, j'ai toujours présente à l'esprit la possibilité des hémorrhagies graves, et je me suis arrangé de façon à pouvoir, dans le plus humble réduit, préparer d'une façon aseptique le sérum artificiel et à l'injecter sans le secours d'aucun aide, en me mettant à l'abri de tous les dangers inhérents à cette manœuvre opératoire.

Lorsque je prévois une hémorrhagie grave chez une de mes parturientes, voici comment je procède : je choisis dans la maison où je me trouve un vase rigoureusement propre, une casserole en fonte ou en tôle émaillée par exemple, que j'aseptise par la flamme d'alcool, je fais bouillir un litre d'eau propre ordinaire pendant une demi-heure jusqu'à réduction d'un tiers.

(1) Mémoire lu à la Société de médecine, chirurgie et pharmacie de Toulouse, dans la séance du 12 mars 1894.

Je prends séparément 10 grammes de sel de cuisine et 5 grammes de sulfate de soude que je grille pendant quelques instants dans un récipient en fer portée à une haute température, quelquefois au rouge. Ainsi aseptisés, les deux sels sont mis en dissolution dans l'eau bouillie et mon sérum est ainsi très simplement préparé.

Le vase qui le renferme est plongé dans un bain-marie de façon à ce que la température soit maintenue à 38° environ, et dès lors la manœuvre peut commencer.

On verra dans l'observation qui va suivre, comment j'ai pu, en procédant de la sorte, faire une heureuse application de la méthode des injections de sérum chez une femme qui était en danger de mort imminente.

Le 15 mai 1891, Mme Loubens, sage-femme du Bureau de Bienfaisance, me faisait appeler, à deux heures du matin, auprès de Mme L....,., domiciliée rue Pasteur, à Toulouse, en proie à une hémorrhagie considérable.

A mon arrivée, je trouvai la malade baignant dans une véritable mare de sang, le visage pâle, le pouls petit.

Mme L..... en était à sa quatrième grossesse. Au toucher, je sentis bientôt un grand nombre de caillots obstruant le vagin et les culs-de-sacs.

Puis mon index droit arriva sur un gâteau placentaire se détachant au moindre frottement.

A ce moment de mon exploration, la malade tombe en syncope, je pratique des injections d'éther et la respiration artificielle, les sens semblent revenir, néanmoins l'artère radiale ne bat pas et l'auscultation cardiaque n'indique péniblement que 48 pulsations par minute.

Je monte alors sur le lit et, saisissant Mme L...., par les pieds, je la suspens la tête en bas, presque à la force des poignets. Trois secondes après, elle pousse un cri, l'hémorrhagie s'arrête, les battements de cœur deviennent plus fermes, l'artère radiale reprend ses pulsations, je recouche ma malade, en ayant soin de maintenir les membres inférieurs dans une position plus élevée que les membres supérieurs.

Deux cuillerées de rhum vont être données de dix minutes en dix minutes, et je fais quatre nouvelles injections hypodermiques d'éther.

Un quart d'heure après, des efforts de vomissements causent une syncope beaucoup plus accentuée que la première.

Je comprends que toute intervention est impossible et inutile, étant donné l'état de faiblesse et d'anémie de la malade, je me mets en demeure de préparer par ma méthode du sérum artificiel.

Pendant ce temps, je pratique toujours les injections hypodermiques.

Enfin, les battements du cœur se faisant plus rares et la mort se trouvant imminente, je fais une ligature au bras droit, à la région moyenne, pour obtenir l'état de veine roulante du pli du coude.

La ligature ne sert qu'à sortir la malade de sa torpeur. Elle se plaint d'une vive douleur au bras droit, et je suis obligé de défaire mon appareil sans avoir obtenu aucun résultat. Quelques instants après, en comprimant le membre supérieur gauche, j'ai pu obtenir la saillie des veines.

J'ai alors fendu, produisant une plaie en forme de V, la peau située au niveau de la veine médiane basilique et j'ai saisi entre les mors d'une petite pince à dents de souris, la veine elle-même dans laquelle j'introduisis, à une profondeur de deux centimètres, la canule d'un trocart n° 4 de Mathieu.

J'ai alors chargé ma seringue stérilisée du sérum maintenu à 38° au bain-marie et je l'ai abouchée au trocart après avoir eu soin de chasser l'air.

J'ai pu de cette façon lancer dans le système veineux, avec lenteur et précaution, environ 40 grammes de sérum, soit la moitié de ma seringue.

En renouvelant mon expérience, j'ai introduit dans le système vasculaire, pendant un laps de temps de deux heures, 500 grammes de sérum artificiel.

Les phénomènes de syncope qui s'éloignaient à vue d'œil, ayant alors complètement disparu, le cœur avait des battements assez forts et réguliers.

J'ai fait ouvrir les fenêtres au grand large et maintenir des bouillottes chaudes autour de la malade qui prenait sans aucun inconvénient du thé au rhum.

A six heures du matin, Mme L..... transpire abondamment. Elle prend demi-tasse de jus de viande, une tasse de thé au rhum, supporte d'être placée horisontalement dans son lit et accuse au thermomètre une température de 36 degrés, soit 2 degrés de plus au moment où j'avais commencé mes injections intra-veineuses.

Je quitte la malade à huit heures du matin dans un état relativement satisfaisant et je recommande de la nourrir avec du lait, du jus de viande et du rhum, tout en lui défendant de la façon la plus formelle de parler.

A midi, je la revois, température 36° 5, pouls 68, cœur plus énergique et soutenu; pas de menace d'hémorrhagie, l'utérus est inerte. Par prudence je m'abstiens de toute exploration génitale. Mêmes recommandations que le matin.

A 6 heures du soir, état stationnaire.

Le lendemain, 16 mai, à 9 heures du matin, état général meilleur, température 37°, pouls normal, même régime à suivre que la veille.

A 7 heures du soir, état stationnaire.

Le 17 mai on me dit que la nuit a été satisfaisante, quoique sans sommeil, la malade a uriné, urines sédimenteuses, rouges, légèrement almumineuses, volume 200 grammes environ. A la visite du soir une négligence s'étant produite dans l'alimentation de la malade, le thermomètre ne donne que 36° 5.

Je demande alors, le péril le plus menaçant semblant définitivement écarté, quelques renseignements sur Mme L.....

Elle en est, je l'ai déjà dit, à sa quatrième grossesse. Deux enfants seulement sont vivants. La première grossesse lui a laissé consécutivement une péritonite dont elle ne s'est tirée qu'à grand'peine.

Auparavant, à 17 ans, variole. Les mois sont pénibles, elle a de nombreuses pertes blanches et s'est souvent plainte d'anémie.

Le 18 mai, à 10 heures du matin, la malade accuse une bonne nuit, toujours sans sommeil. Température 37° 2, urines, 800 grammes. Abdomen ballonné.

Je fais administrer un lavement d'un litre d'eau chaude contenant quatre cuillerées à soupe de mélasse, bientôt suivi d'une forte évacuation avec gaz et appliquer des compresses d'eau chaude antiseptique sur le ventre et la vulve, après une injection vaginale au sublimé.

La malade garde le décubitus dorsal. Bonne journée.

Le soir, à 5 heures, température 37° 2, la malade a mangé des œufs et bu un demi-litre de vin vieux.

Le 20 au matin, température 37° 5, pouls 70.

La nuit a été mauvaise, agitée par des cauchemars qui réveillent la malade en sursaut.

Mme L..... se plaint de douleurs sourdes à la région hypogastrique.

A la palpation, je délimite une tumeur au-dessus de la symphyse pubienne qui me paraît ne pas être autre chose que la vessie. Le cathétérisme pratiqué fait évacuer un litre d'urine.

La malade me donne elle-même les dates de sa grossesse. Elle a été réglée pour la dernière fois le 9 octobre 1890 et se croit enceinte de huit mois.

En mars, en rentrant de la manufacture des tabacs où elle travaille et à laquelle elle doit son état d'anémie persistante, elle eut des pertes assez considérables pour que la sage-femme fût appelée.

Cette dernière lui recommanda le repos le plus absolu.

Le 3 avril, nouvelle hémorrhagie arrêtée par deux jours de repos et une injection vaginale chaude.

Le 15 mai nouvel accident qui motive mon intervention.

A ma visite du soir, la malade se sent reposée, je l'examine.

Le fond de l'utérus, facile à sentir à travers la paroi abdominale souple et minces, remonte à trois doigts au-dessus de l'ombilic.

Le toucher vaginal indique que la dilatation observée cinq jours auparavant n'a pas varié.

L'auscultation ne relève aucun bruit fœtal, je porte le diagnostic de mort du fœtus.

Du 21 au 28, je me borne à surveiller la malade dont les forces reviennent peu à peu.

Le 29, elle peut se lever un instant pour permettre de refaire son lit.

Je la revois le 2 juin et je constate avec plaisir les progrès de son rétablissement.

Le 6 juin, à onze heures du soir, je suis subitement appelé, une nouvelle hémorrhagie s'est déclarée, je pratique le toucher vaginal, la partie placentaire est en saillie dans le col, et je fais un tamponnement avec de la ouate antiseptique.

Le 7 juin, à huit heures du matin, le tampon suinte, la vulve est couverte de sang, je retire le tampon, un flot de sang apparaît.

Après un lavage complet, je constate que le col est toujours dans le même état.

Mme L..... accuse des douleurs lentes, les contraction utérines commencent, j'introduisis mon ballon dans le col cervical et le vagin, avec 400 grammes de liquide. Ce ballon fera l'objet d'un prochain mémoire.

A deux heures du soir, les contractions augmentent, le suintement a disparu.

A huit heures du soir, je dégonfle le ballon, je lave et je touche, dilatation de cinq francs.

Le ballon est réappliqué.

Les contractions augmentent en nombre et en énergie, je reste près de la malade.

A onze heures, je puis constater, grâce à une dilatation large de six travers de doigt, une présentation en O. I. G. P.

Mon doigt ramène un fragment de placenta et l'hémorrhagie continuant, je replace mon ballon.

A deux heures du matin même état.

Une demi-heure après, les contractions qui s'étaient ralenties reprennent leur intensité régulière.

A trois heures et demie le ballon est expulsé, mais l'hémorragie n'a pas lieu, la tête fœtale repose sur le périnée.

Les contractions s'arrêtent et le travail ne continue pas. A cinq heures je fais une application du forceps Tarnier, après avoir alimenté la parturiente.

Je ramène en O. P. un enfant mort du sexe masculin.

J'ai dû faire la délivrance artificielle, le placenta complètement détaché était primitivement inséré latéralement.

J'ai surveillé Mme L..... pendant quelque temps. Ses suites de couches ont été absolument normales, le thermomètre n'a jamais dépassé 37°

Je rapporte cette observation afin de faire ressortir la supériorité d'une manœuvre si remarquable par sa simplicité. Je n'hésite pas à affirmer que l'injection de sérum artificiel est toujours bien plus facile et probablement aussi efficace que la transfusion du sang.

La transfusion du sang n'est pas possible en tout lieu et toujours; sans parler du sujet transfusant qu'il faut avoir à sa disposition, la transfusion demande une série de manœuvres et une instrumentation plus compliquée. Je suis convaincu qu'elle expose plus que l'injection à l'accident si redoutable de l'introduction de l'air dans les veines, et en outre, à la formation de coagulum, source d'embolie vasculaire.

J'ai beaucoup insisté dans mon observation sur la lenteur avec laquelle j'ai pratiqué l'injection de sérum. L'opérateur peut employer à cette manœuvre le temps qu'il veut, et ce temps sera toujours long, afin d'éviter que le cœur surpris par une ondée trop forte ne s'arrête en diastole. En est-il de même dans la transfusion? assurément non. La défébrination du sang qui doit précéder son entrée dans le système circulatoire du transfusé pour être bien et complètement faite, sera pratiquée rapidement. Or, l'injection rapide est dangereuse, Pourquoi, dès lors, le médecin délaisserait-il un moyen simple, efficace, à la portée de tous, l'injection de sérum artificiel?

Toulouse, imprimerie Pinel, place Saint-Georges, 12.

www.ingramcontent.com/pod-product-compliance
Lightning Source LLC
Chambersburg PA
CBHW031416220326
41520CB00057B/4361